Etudes de Littérature Médicale

CHARLES NODIER

NATURALISTE ET MÉDECIN

Sa Théorie du Choléra. — Sa dernière maladie.

Par le Dr Paul FABRE (de Commentry)

Membre correspondant de l'Académie de Médecine,
Président de l'Association des médecins de l'Allier,
Médecin en chef de l'Hôpital de Commentry,
Membre correspondant étranger de l'Académie Royale de Médecine de Belgique, etc.

MONTLUÇON
Imprimerie du *Centre Médical*
1897

Etudes de Littérature Médicale

CHARLES NODIER

NATURALISTE ET MÉDECIN

Sa Théorie du Choléra. — Sa dernière maladie.

Par le Dr PAUL FABRE (de Commentry)

Membre correspondant de l'Académie de Médecine,

Président de l'Association des médecins de l'Allier,

Médecin en chef de l'Hôpital de Commentry,

Membre correspondant étranger de l'Académie Royale de Médecine de Belgique, etc.

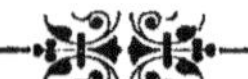

MONTLUÇON

Imprimerie du *Centre Médical*

—

1897

CHARLES NODIER

NATURALISTE ET MÉDECIN

SA THÉORIE DU CHOLÉRA & SA DERNIÈRE MALADIE

Par le Docteur Paul FABRE *(de Commentry).*

En Charles Nodier, tout le monde connaît et apprécie les charmes du conteur et du poète. Il n'est pas de bibliophile qui ne tienne en très haute estime les *Questions de littérature légale* et les *Mélanges tirés d'une petite bibliothèque.* Pour être moins étendue, sa réputation de philologue est aussi fortement assise, car on consulte souvent encore avec fruit le *Dictionnaire des onomatopées,* les *Essais de linguistique* et l'*Examen des Dictionnaires.*

Par contre, le naturaliste est resté un peu dans la pénombre, et quant au médecin, il était complètement ignoré.

I. — Le Naturaliste.

On sait que Gœthe aimait à se distraire, au milieu de ses créations poétiques, en travaillant à sa *Théorie des couleurs* et en faisant d'intéressantes études sur les métamorphoses des plantes. De même,

Si parva licet componere magnis,

Nodier garda le goût de l'entomologie jusque dans la bibliothèque de l'Arsenal. Et cependant cette passion l'avait saisi bien jeune. Dès 1798, à peine âgé de dix-huit ans, Nodier avait publié, à Besançon, un travail intitulé : « Dissertation sur l'usage des antennes dans les insectes et sur l'organe de l'ouïe dans ces mêmes animaux » (in-4). Avant Duméril, Nodier avait donc décrit l'appareil auditif des insectes, et il se montra toujours jaloux de la priorité de sa découverte.

Trois ans plus tard, il donna sa *Bibliographie entomologique, ou catalogue raisonné des ouvrages relatifs à l'Entomologie et aux Insectes, avec des notes critiques et l'exposition des méthodes.* (Paris, in-18, an IX, chez Moutardier).

Dans cet opuscule (il n'est que de VIII-64 pages), le jeune Charles Nodier fait preuve d'une grande maturité d'esprit, et d'une très précoce largeur de vues. Il divise son petit traité en deux grandes classes : l'*Entomologie descriptive* et l'*Entomologie philosophique*.

Sa première classe, qui contient les historiens, comprend sept sections :

1º *Les Archéographes*, ou ceux qui ont traité des éléments de la science.

2º *Les Pangraphes*, ou ceux qui ont traité des insectes en général.

3º *Les Polygraphes*, qui ont traité de plusieurs espèces.

4º *Les Monographes*, qui n'ont traité que d'une seule espèce.

5º *Les auteurs nationaux*, qui n'ont traité que des insectes d'un pays particulier.

6º *Les Iconographes*, ou ceux qui se sont bornés à donner des peintures d'insectes.

7º *Les Muséographes*, ou ceux qui ont donné l'histoire d'une collection seulement, et ceux qui ont considéré les insectes sous le rapport de leur valeur commerciale.

La seconde classe, l'*Entomologie philosophique*, réservée aux observateurs, comporte cinq sections :

1º *Les Philosophes*, ou ceux qui ont considéré les insectes au point de vue moral et qui ont traité de leurs habitudes.

2º *Les Physiciens*, ou ceux qui ont observé les insectes microscopiques.

3º *Les Anatomistes et les Physiologistes*, ou ceux qui ont traité des organes des insectes et de leurs facultés.

4º *Les Économistes*, ou ceux qui ont considéré les insectes sous le rapport de leur utilité et de leur *nuisibilité* (sic). Charles Nodier subdivise cette section en quatre paragraphes : Le premier contient les insectes utiles dans les arts, le deuxième est réservé aux insectes utiles dans l'économie rurale, le troisième s'occupe des insectes utiles en médecine, et le quatrième traite des insectes nuisibles.

5º *Les Philologues*, ou ceux qui ont écrit sur les insectes, sous des rapports critiques et littéraires.

On le voit, le cadre était vaste ; il faut convenir que Nodier ne l'a pas complètement rempli, il a fort laissé à faire aux glaneurs; son petit livre ne doit être considéré que comme un essai, essai intéressant sans doute, mais qui ne saurait se mettre en parallèle avec la Bibliographie Entomologique que A. Percheron publia en 1837 (et qui comprend 2 vol. in-8). Chose curieuse! Nodier ne se trouve pas cité dans cet immense recueil.

Là s'arrêtent les travaux techniques publiés par Charles Nodier en entomologie. Néanmoins, sa passion pour les insectes ne s'éteignit pas de sitôt. Jusqu'à ses dernières années, il enrichissait sa collection. Maints passages de ses lettres à Charles Weiss en témoignent.

L'origine de ce goût si vivace pour l'entomologie se rattachait étroitement au rôle que Nodier joua ou crut jouer dans un certain nombre de conspirations.

Car Nodier fut aussi conspirateur ; et à côté des titres multiples de Nodier à la renommée, à côté de tous ces titres sérieux que nous avons énumérés, Nodier, par une étrange bizarrerie de sa charmante nature, semblait ambitionner plus que toute autre la gloire de conspirateur et de persécuté. Il a raconté sous bien des formes l'histoire, qui n'est souvent qu'un roman, de sa participation aux conspirations, tant sous la Révolution que sous le Consulat. Il fut même emprisonné pour avoir, en 1803, publié une ode révolutionnaire, intitulée la *Napoléone*. Bientôt relâché, il reprit sa vie vagabonde qu'il avait déjà menée lors de ses précédentes escapades. Durant ces pérégrinations à travers les bois et les champs, tandis qu'il fuyait les gendarmes réels ou imaginaires qui étaient ou qu'il pensait être à sa poursuite, il faisait la chasse aux insectes. Puis, la nuit venue, ce Werther de la politique cherchait un asile dans quelque cabane de paysan, ou « arrivait, ainsi que nous le raconte Mérimée (1), à un presbytère écarté. D'abord il se faisait connaître, exagérant les dangers qui le menaçaient, ceux-mêmes auxquels il était contraint d'exposer ses hôtes. Alors s'engageait un combat de générosité où Nodier se laissait vaincre. Il soupait gaiement, dormait sur la paille, et repartait à l'aube, emportant les vœux et les bénédictions du bon prêtre.

« Après les curés, c'était aux médecins de campagne qu'il s'adressait d'ordinaire pour se donner ces scènes de roman, si souvent répétées, qu'il avait fini par se croire le plus persécuté des proscrits. Habile à discourir sur la médecine, comme sur toutes les sciences qui s'y rattachent, il étonnait ses hôtes par l'étendue et la variété de ses connaissances. En les quittant, il leur laissait des plantes rares, des insectes curieux, et les engageait à faire des collections. Professeur nomade d'histoire naturelle, il a formé de nombreux élèves dans le Jura, qui se rappellent encore ses leçons, rendues plus attrayantes par le charme merveilleux de sa conversation et l'intérêt qu'excitait sa mystérieuse existence. »

Le goût de Nodier pour l'histoire naturelle remontait donc assez haut dans sa vie aventureuse. Et il le garda jusqu'à sa mort.

Dans une page de sa *Palingénésie humaine* (2), il a lâché la bride à son imagination en cherchant à refaire l'homme dans un état plus parfait. Voyons ce que devient la physiologie générale sous cette plume magique. Son nouvel être, *l'être compréhensif*, ressemblera, dit-il, « à l'homme, comme l'homme ressemble aux animaux, auxquels il ne ressemble que trop, mais avec un développement d'organes dont nous ne pouvons imaginer l'étendue et la portée ; il aura tous les sens que nous avons observés dans le surplus des êtres créés, et une multitude d'autres qui nous échappent et sont réservés pour lui.

« La matière génératrice n'a besoin que de quelques modifications pour lui soumettre la nature. C'est si peu de chose qu'il n'y a pas le moindre effort d'esprit à faire pour le concevoir. Qu'elle ait la bonté d'entretenir, comme cela s'est rencontré dans quelques individus exceptionnels, l'ouverture du trou de Botal ; qu'elle maintienne dans

<hr>

(1) Discours de réception à l'Académie française, en remplacement de Nodier, prononcé le 5 février 1845.

(2) Parue en 1832, dans la *Revue de Paris*. Réimprimée dans le V° volume des *Œuvres de Charles Nodier.* Paris, Renduel, 1832, p. 377.

tous, après la naissance, le mode de circulation qu'elle a établi dans la vie intra-
utérine — et il lui en coûte bien peu, puisque ce n'est qu'un acte de conservation ;
— qu'elle réduise l'usage de l'appareil respiratoire à une fonction facultative, ainsi
qu'elle l'a fait dans les amphibies et les poissons, et voilà une créature nouvelle qui
a conquis les profondeurs de la mer.

« Ne vous embarrassez pas de ses poumons presque inutiles et qui ne seront plus
que l'organe d'une jouissance volontaire ; élargissez au contraire l'espace qu'ils occu-
pent dans un torse vaste et solide, qui semble déjà destiné, par sa conformation, à les
contenir comme la carcasse d'un navire aérien ; donnez-leur l'ampleur d'un aérostat,
calculé sur le faible poids qu'il déplace pour s'élever dans l'atmosphère, et enveloppé,
au lieu de son lourd parenchyme, d'une membrane élastique et docile, et l'être que
vous venez d'inventer si facilement avec moi, traversera les airs dans toutes les direc-
tions qu'il lui plaira de parcourir, non pas à la manière d'Icare, dont l'ajustement
d'oiseau répugnait à toutes les possibilités de notre configuration physique, non pas
avec les quatre ailes de Mercure, que l'iconographie poétique avait mieux assorties
à l'équilibre et au mécanisme de nos forces ; mais en faisant le vide, à son gré, dans
son large viscère pneumatique, et en frappant la terre du pied, comme l'instinct de
son organisme progressif l'enseigne à l'homme dans ses rêves. »

Rêves, oui assurément ; mais quel amusant rêveur que Nodier, et quel admirable
précurseur de Jules Verne il aurait pu devenir, s'il s'en était donné la peine ! Il était
capable de tant de choses ! Ainsi nous ne le connaissions pas sous le bonnet doctoral ;
et voici qu'il nous est apparu presque complètement médecin dans le recueil de
lettres publiées par M. A. Estignard (1) sous ce titre : *Correspondance inédite de
Charles Nodier* (1796-1844).

II. — Charles NODIER médecin.

L'écrivain franc-comtois a-t-il rêvé aussi qu'il était docteur en médecine, lui qui
avait rêvé tant de choses ? C'est probable. Car aucune preuve n'existe qui démontre
son droit à ce titre.

Nous avons eu beau consulter toutes les biographies qui ont été publiées sur ce
charmant conteur, depuis celle de Francis Wey, parue au lendemain de sa mort (2),
jusqu'à celle d'Emile Montégut (3) et jusqu'à l'article de M. Pierre de Vaissière (4),
en passant par les notices que lui ont consacrées Sainte-Beuve (5), Louis de
Loménie (6 , Jules Janin (7), Léo Joubert (8), Michaud jeune (9), sa fille même

(1) Paris, un vol. in-8, 1876.

(2) En tête de la *Description raisonnée d'une jolie collection de livres*. Paris, Téchener, 1844.

(3) REVUE DES DEUX-MONDES, 1er et 15 juin 1882.

(4) *Charles Nodier conspirateur d'après des documents nouveaux*, dans LE CORRESPONDANT du 25 octobre 1896.

(5) Portraits littéraires, t. I, p. 441 et 483.

(6) GALERIE DES HOMMES ILLUSTRES, *par un homme de rien*.

(7) En tête de *Franciscus Colunina*, dernière nouvelle de Charles Nodier. Paris, Paulin et Techener, 1844.

(8) Dans la NOUVELLE BIOGRAPHIE GÉNÉRALE de Hoefer, publiée chez Didot.

(9) BIOGRAPHIE UNIVERSELLE, au supplément, t. 75.

Madame Mennessier-Nodier (1), nulle part nous n'avons rien trouvé qui puisse justifier cette allégation ou cette prétention.

Jamais il n'aurait pu faire d'études médicales régulières ; il n'y a pas de place dans sa vie où on pût raisonnablement supposer qu'il ait suivi des cours de médecine.

Francis Wey, qui était né à Besançon, avait connu le premier maître de Charles Nodier en histoire naturelle, M. de Chantrans.

« C'était, dit-il (2), un ancien officier du génie, petit, contrefait et d'une figure charmante ; un homme du temps jadis, plein d'indulgence, de sérénité, voué à l'amour de la nature, à l'étude des sciences, aux recherches de la botanique et de l'entomologie. Il était vieux déjà, alors, et presque centenaire, lorsque Nodier m'envoya près de lui en 1834 ; je passai, dans sa retraite, cinq jours délicieux. Il m'apprit que, du temps de la Terreur, ayant voulu se faire oublier, il était venu s'enfouir à la campagne, avec Nodier que son père lui avait confié. Effrayé du débordement d'idées, du désordre d'imagination de ce cerveau toujours en délire, M. de Chantrans enseigna à l'enfant un peu de mathématiques par manière de potion réfrigérante ; il y joignit la botanique et l'étude des insectes, dans laquelle Charles, avec sa mémoire surprenante, ne tarda pas à exceller. Il fit des collections que M. de Chantrans conservait encore, et sa prédilection pour ces travaux de flâneur, d'amant des bois et des prairies, l'accompagna toujours. Son style s'en ressent et ses descriptions sont toutes fleuries de belles plantes, de moucherons d'or ou d'émeraude. L'entomologie lui inspira une foule d'idées fantastiques à la manière d'Hoffmann, avant même qu'il ne connût Hoffmann. »

On le voit, Charles Nodier n'avait reçu de M. de Chantrans que des leçons de botanique et d'entomologie, et dans la suite de sa vie nous ne trouvons pas qu'il ait reçu de vraies leçons de médecine, ni qu'il ait pu se livrer à des dissections anatomiques, non plus que suivre des cours de clinique.

Assurément les notions médicales de Charles Nodier sont fort au-dessus de celles des vulgaires profanes, et même des littérateurs de profession les plus instruits. Dans bon nombre de ses œuvres on rencontre des preuves de connaissances rares chez un romancier.

Ainsi dans le bizarre roman de Jean Sbogar paru en 1818, l'on trouve formulée la notion de l'hérédité de la phthisie: « La mère d'Antonia, dit-il (3), a succombé à une maladie de poitrine : Antonia ne paraissait pas atteinte de cette affection, souvent héréditaire ; mais elle semblait n'avoir puisé dans son sein déjà habité par la mort, qu'une existence fragile et imparfaite. »

Nodier a publié aussi maints articles dans lesquels on est également étonné de lui voir déployer les connaissances les plus sérieuses en physiologie et en médecine. Qu'il me suffise de rappeler son compte-rendu du cours complet de Physiologie, par

---

(1) Dans le volume intitulé : CHARLES NODIER, *Episodes et Souvenirs de sa vie*. Paris, Didier, 1867.

(2) En tête du volume intitulé : *Description raisonnée d'une jolie collection de livres. (Nouveaux mélanges tirés d'une petite bibliothèque)*. Paris, J. Téchener, 1844, pp. 8 et 9.

(3) Jean Sbogar. Edition d'Eugène Renduel, 1832, p. 44.

M. de Grimaud (1) et son analyse critique des *Expériences sur la Digestion dans l'homme*, par M. de Montègre (2).

Charles Nodier a même essayé de faire une Physiologie du sommeil, sous ce titre : *De quelques phénomènes du sommeil* (3). Dans ce même volume, intitulé : **Rêveries**, on trouvera un chapitre sur M. de Lamettrie, et un autre sur la fin prochaine du genre humain, sans compter celui de la *palingénésie humaine* auquel nous avons déjà fait un emprunt.

Dans ses *Mélanges tirés d'une petite bibliothèque* (4), il a touché aussi à plusieurs points afférents aux sciences biologiques et médicales. Ainsi, à propos de l'Onéirocritie, ou l'art de se rendre heureux par les songes (5), à propos des animaux ayant ailes par Bauhin (6), à propos des livres qui ont été composés par des Fous (7) ; et enfin à propos du livre Ωρου Απολλωνος Ιερογλυφικα, article dans lequel il a exposé des recherches fort curieuses sur le scarabée sacré des Egyptiens, ses significations, ses attributs, ses espèces et variétés (8).

Dans le volume posthume *des Nouveaux Mélanges* ou description raisonnée d'une jolie collection de livres (9), Nodier, à propos du *Trompette Français — Le Miroir des Alchimistes*, a parlé du neveu de Paracelse, Bombast, et aussi de St-Germain et de Cagliostro, un peu dédaigneusement sans doute, mais d'une manière intéressante.

Mais c'est surtout dans l'*Examen critique des dictionnaires de la langue française* (10), que Charles Nodier s'est donné carrière pour faire un exposé de la variété de ses connaissances, à propos de maintes définitions relatives à l'histoire naturelle, botanique, zoologie et plus spécialement l'entomologie, et à la médecine, etc

Comme il est heureux de reprocher à des *gens qui ne savaient pas le grec*, de s'être permis d'introduire dans la science des mots plus qu'irréguliers. Il comprendrait que l'on écrive aimoptysie, aimorragie, aimorrhoïdes, et il a étymologiquement bien raison.

Mais le souverain maître est l'usage

« *Quem penes arbitrium est et jus et norma loquendi* »,

comme a dit Horace.

Où Nodier triomphe surtout, c'est lorsqu'il rencontre sous sa férule de critique des définitions comme celle-ci : « **Connifle**, *grand poisson à coquille, bon à manger.* — Monsieur Boisto se trompe quand il croit enrichir notre langue du mot *Connifle*. Monsieur de Wailly le connaissait déjà ; mais certainement ils se trompent l'un et l'autre quand ils définissent la *connifle* un poisson à coquille. Je n'ai jamais mangé

(1) *Mélanges de littérature et de critique*, mis en ordre et publiés par M. Alexandre Barginet (de Grenoble) 2 vol. in-8. Paris, 1820, t. I, p. 30.

(2) Idem, p. 37.

(3) Œuvres de Charles Nodier, t. V. Rêveries. Paris, Eugène Renduel, 1832, pp. 159-190.

(4) Paris, Crapelet, 1829, in-8.

(5) Mélanges, p. 209.

(6) Mélanges, p. 213.

(7) La Sextessence dialactique et potentielle de Demours, p. 213.

(8) Mélanges, p. 408.

(9) Paris, Techener, 1844.

(10) Paris, Delangle, 1824.

de *connifle*, mais je sais qu'il n'y a point de poisson à coquille. Un dictionnaire de la langue doit contenir des définitions exactes et par conséquent il ne doit pas être en arrière avec les sciences » (1). Que d'utiles rectifications on trouvera dans ce volume, et avec quelle grâce féline Nodier se joue des lexicographes qui l'ont précédé !

Charles Nodier, on le voit, avait plus que des aptitudes, il avait un goût naturel non seulement pour les sciences naturelles en général, mais encore pour la médecine en particulier. Il possédait même des notions assez étendues et assez précises. Mais tous ses titres au doctorat se réduisent à cela. Jamais d'ailleurs il ne s'est dit médecin, bien au contraire ; dans deux passages de ses œuvres nous avons relevé une assertion formelle du contraire. Dans son **Piranèse**, *contes psychologiques à propos de la monomanie réflective* (2), il débute par ces lignes :

« Je vous demande pardon, d'abord pour l'*intitulation* revêche et pédantesque de ce fatras, mais en vous priant de vous rassurer sur la suite. Je ne suis ni néologue, ni néographe, ni *médecin*, ni académicien, ni faiseur de nomenclatures, ni champion de paradoxes, et je n'en sais pas plus sur la psychologie que la section des sciences morales et politiques.... »

Au tome V, celui des *Rêveries* (3), l'article : *De quelques phénomènes du sommeil*, commence ainsi :

« Je ne suis ni médecin, ni physiologiste, ni philosophe, et tout ce que je sais de ces hautes sciences peut se réduire à quelques impressions communes qui ne valent pas la peine d'être assujetties à une méthode.... »

On voit combien Charles Nodier est explicite. Cela n'a pas empêché ses amis de lui prêter de plus hautes prétentions et de sembler y croire. Témoin Charles Weiss, son ami d'enfance, son frère siamois pour ainsi dire, en bibliophilie et en bibliographie.

III. — Sa Théorie du Choléra.

La correspondance de Charles Nodier ne comprend jusqu'ici qu'un seul volume composé exclusivement de lettres adressées à son ami Charles Weiss, l'érudit bibliothécaire de la ville de Besançon. C'est dans ces lettres que nous avons trouvé une théorie presque complète du choléra, depuis la pathogénie jusqu'au traitement. La citation est un peu longue, mais le passage est si curieux ! Et puis, quel lecteur m'en voudrait de substituer à mon humble prose, la prose de Charles Nodier ? La lettre est du 24 avril 1832 ; elle part de Metz, où Nodier est venu passer quelques semaines dans la famille de son gendre, M. Mennessier.

(1) Dans le *Bulletin du Bibliophile*, t. 1, n° 24 (1825), Nodier a publié un article sur les *Nomenclatures scientifiques*, où il combat l'emploi usuel de ces nomenclatures dans les ouvrages littéraires.

(2) Œuvres complètes de Charles Nodier. XI. *Contes en prose et en vers*. Paris, Eugène Renduel, 1837, page 167.

(3) Renduel. 1837, page 159.

« . . . Tu auras su avant ma lettre, l'épouvantable mort de notre pauvre ami Colas, le bouquiniste de la rue de la Feuillade, dont le joli petit enfant a péri une heure après sur son cadavre, et dont la femme agonisait au départ du dernier courrier. Voilà tout ce que je sais.

« Le choléra est encore loin de Metz, et, s'il y vient, je ne pense pas qu'il y fasse beaucoup de ravages, non plus qu'à Besançon, car il a peu d'intensité en province. C'est le fléau des grandes villes, une torche allumée pour incendier les nouvelles Persépolis. Je n'en dirai pas grand' chose sous le rapport médical, malgré l'autorité que tu accordes à mon doctorat (1). Les cholériques que j'ai vus ne sont pas atteints autrement que je l'ai été deux fois en ma vie, en Espagne et à Paris, mais le symptôme est si variable dans les récits qu'on en fait, qu'il faut le regarder comme une affection *sui generis*, dont le foyer est inconnu et le sera peut-être toujours. Mon avis est, jusqu'ici, que c'est une affection pneumonique, qui résulte de l'atrophie subite des organes respiratoires et de leur incapacité à décomposer l'air pour en séparer l'air vital (2). Je persiste à croire, comme je le disais dès son apparition en Europe, que l'oxygène, administré à grandes doses, est son remède héroïque. Ceci n'est que théorie, mais l'empirisme vient à l'appui, si l'on a reconnu que les malades traités *oxygénement*, c'est-à-dire par des stimulants énergiques, échappaient à la mort en plus grande quantité que les autres. Or, cela est incontestable.

« Les décoctions de plantes vireuses, chargées d'esprits, sont très recommandées. L'opium fait des merveilles. L'éther est souverain, et je ne voudrais pas d'autre spécifique pour mon usage. Mon amie, Mme la comtesse de Bazaine, que tu as pu voir à l'Arsenal, s'est guérie à Pétersbourg avec de l'eau-de-vie forte, dont elle buvait pour la première fois. Il est bien entendu que l'intensité des doses prescrites doit se modifier suivant l'âge et la constitution du malade, car je n'ai pas besoin de te dire que les excitants outrés sont les plus dangereux des débilitants. Les ivrognes succombent et doivent succomber, par la seule raison qu'ils ont le système absorptif oblitéré et qu'ils manquent d'ailleurs de la réaction du cerveau.

« Je te recommande, pour ton régime hygiénique, le thé et le café pris modérément, c'est-à-dire au-dessous du degré où ils exercent une action narcotique sur ceux qui en font excès. Le chlore est très bon désinfectant, mais de très peu d'effet, je suppose, dans une maladie qui paraît tout à fait étrangère à la constitution de l'atmosphère. Il ne doit être employé d'ailleurs que dans des lieux vastes et aérés, comme les rues ou les salles d'assemblée. Il deviendrait mortel dans les chambres, sur les personnes à poumons délicats, quoiqu'on l'ait employé avec un succès apparent dans des cas de phthisie,où il agit comme l'eau qui jaillit d'une pompe grêle sur un foyer d'incendie qu'elle n'éteint un moment que pour le rendre inextinguible. Ce sont de ces moyens curatifs qui révolteraient le bon sens d'un sauvage. Le camphre n'est

---

(1) D'après ce que nous avons déjà dit, il ne faut voir dans ce mot qu'une allusion à quelque passage de la lettre à laquelle Nodier répond. Malheureusement nous n'avons pas entre les mains les lettres de Charles Weiss, qui jusqu'ici n'ont pas été publiées.

(2) A propos de ce passage de chimie physiologique, rappelons qu'en 1823, Nodier avait déjà abordé la chimie en publiant son *Essai critique sur le gaz hydrogène et les divers modes d'éclairages artificiels* (in-8). Ce travail fut fait en collaboration avec Amédée Pichot, qui, lui, était un très authentique docteur en médecine.

pas moins dangereux à cause de ses facultés stupéfiantes, car le plus grand des préservatifs contre le *choléra*, c'est l'énergie de l'esprit, et ce qu'il tue le plus généralement, ce sont les sots.

« Puisque je suis allé si loin, contre mon intention, sur cette matière qui paraît t'occuper plus qu'elle ne mérite d'occuper un sage, il ne me sera pas désagréable que tu causes avec Barrey, qui lira distinctement dans ma pensée. Dis-lui donc ceci de ma part en l'embrassant pour moi :

« Jamais la médecine n'a été aussi inepte qu'elle l'est maintenant en Europe, et particulièrement en France. On croirait que l'esprit de dérision qui se joue du monde a envoyé à plaisir sur la face de la terre un accident un peu anormal pour défier les insolentes bravades de la science, et ce sera un étrange sujet de dérision pour la postérité perfectionnée, si elle se perfectionne, que les doctrines pathologiques d'une époque d'omniscience où le même accident morbifique a subi cinq ou six traitements différents et en contradiction dans le même hôpital. N'est-il pas surprenant qu'on en soit venu, au dix-neuvième siècle et deux ans après la révolution de Juillet, à ne savoir désigner une maladie que par un de ses caractères ? Le *choléra* est un symptôme et rien autre chose. Pourquoi pas *coma* ? Pourquoi pas *spasma* ? Pourquoi pas *sideratio* ? Je vais te dire pourquoi, c'est qu'ils ne savent pas ce que c'est. Le choléra est une asthénie complète du poumon, d'où résultent l'asphyxie conséquemment et la mort. C'est la mort de mort, la mort d'Adam, et je ne te dirai pas d'où elle vient, mais elle sera très commode un jour pour en finir de l'espèce humaine, au milieu de ses écoles, de ses académies, de ses bocaux, de ses cucurbites, de ses savants et de ses cruches. En attendant, tiens-toi en joie et si tu as de bonne absinthe de Neufchàtel, mêles-en une fois par jour un petit verre dans de la bonne eau du Doubs, et dîne après cela d'une viande peu cuite et d'une bouteille de vin généreux. Réserve la menthe poivrée, dûment sucrée et alcoolisée, pour une meilleure occasion. C'est le premier des remèdes après l'éther. »

N'est-ce pas que cette théorie du choléra méritait à plus d'un titre d'être reproduite ? Et n'est-il pas curieux de voir Nodier proposer, dès 1832, comme moyen thérapeutique, l'oxygène, et cela par intuition pour ainsi dire ? C'est le cas de répéter une fois de plus le *Nil sub sole novi* de *l'Ecclésiaste*.

Quelques mois plus tard, le 21 juillet 1832, Nodier rentré à Paris, écrivait encore quelques lignes sur le choléra. Les voici :

« ... Tu sais que la mort marche vite dans ce pays-ci, et moi je sais qu'elle va atteindre le nôtre, car les *cholaïm eraïm*, qui sont, par parenthèse, la même chose que le *cœli ira*, n'épargneront personne. Si une heureuse rencontre veut que le choléra se retire de Paris au moment où il arrivera dans nos murailles, ne manque pas de venir aussitôt, tu auras peut-être plus d'une personne à consoler.

« Ne t'imagine pas d'après cela que je sois plus malade qu'à l'ordinaire, j'ai la monnaie du choléra, c'est-à-dire tous les symptômes un à un, mais il n'a pas encore osé me prendre au collet de sa personne, quoique ce soit un rude adversaire.... »

IV. — Dernière maladie de Charles NODIER.

Charles Nodier vécut encore jusqu'au 27 janvier 1844. Il était né à Besançon le 29 avril 1780. (1)

Il avait donc vécu 64 ans et trois mois.

Depuis longtemps déjà ses forces dépérissaient, sa vie s'épuisait, sans qu'il en ressentît de grands ennuis, ni une profonde tristesse ; car, ainsi que nous le dit Francis Wey, « les tendres soins dont il fut l'objet dans sa famille le dédommagèrent de ses souffrances ». Sa fille, en qui il voyait refleurir son esprit et une partie de son talent, lui présentait sans cesse une trompeuse image de lui-même, dans laquelle il se plaisait à revoir les traits de sa jeunesse. Charmant les heures à l'aide de ses occupations favorites, récréant ses yeux de la vue de cette petite bibliothèque unique et précieuse qu'il a collectionnée et annotée, s'étourdissant aux bruits joyeux de ses quatre petits-enfants, il vint ainsi jusqu'au bord de la tombe, par un sentier plein de fleurs.

Le 6 décembre 1843, quoiqu'il ne fût pas sorti depuis une semaine, Charles Nodier « voulut, nous dit sa fille (2), aller à l'Hôtel-de-Ville, où avait lieu l'élection des conseillers municipaux. Il portait son suffrage à son ami Alexandre Thierry, et rien n'aurait pu le déterminer à manquer à ce devoir prescrit par sa consciencieuse affection.

« En rentrant, il tomba évanoui sur les marches de son escalier qu'il montait pour la dernière fois.

« Ce qui lui restait de force, et ce que nous avions conservé de courage, fut employé à essayer de nous tromper les uns les autres.....

« La pensée du tombeau ne l'effrayait nullement. Il regarda la mort en souriant et en homme fatigué qui arrive au repos. Le même motif qui lui avait fait aimer la maladie, lui fit aimer la mort. En prenant la position horizontale qu'il ne devait plus quitter, il dit avec une expression satisfaite que « c'était encore la meilleure de toutes. »

« Si tu savais comme je suis las, ma pauvre Marie ! » me disait-il, un de ces soirs funestes, où je le suppliais de se soumettre plus docilement aux prescriptions de son médecin. Et c'était la vérité. Le mal sous lequel il succombait, c'était surtout la lassitude de vivre, et ce que son âme, au bout de ses forces, voyait de plus enviable dans le bonheur des élus, c'était surtout l'espérance de l'éternel repos. »

Faut-il faire intervenir, au nombre des causes de sa maladie, des excès alcooliques dont il aurait, d'après certaines biographies, contracté l'habitude dès sa jeunesse, du-

---

(1) Quelques biographes, entre autres J. M. Quérard, dans la *France Littéraire*, t. VI p. 422, Michaud jeune, et Léo Joubert, dans la *Nouvelle Biographie Générale*, le font naître en 1783. Nous préférons, pour plus d'une raison, adopter la date donnée par sa fille, Mme Mennessier-Nodier, dans son livre sur *Charles Nodier* (Paris, 1867), par Francis Wey et P. de Vaissière. Il serait en effet difficile d'admettre que Nodier ait pu publier, à l'âge de 15 ans, ses dissertations sur l'usage des antennes dans les insectes et sur l'organe de l'ouïe dans ces mêmes animaux, travail qui a paru en 1798 ; c'est déjà avoir montré beaucoup de précocité que de faire ce travail à l'âge de 18 ans.

(2) Mme Mennessier-Nodier. *Charles Nodier.* p. 355.

rant sa vie aventureuse, sa vie vagabonde, et ses pérégrinations à travers les champs
de la Franche-Comté et de l'Alsace ? Michaud le jeune, dans la notice, d'ailleurs plu-
tôt malveillante, qu'il lui a consacrée, s'exprime ainsi (1) : Dans les premières agita-
tions de sa vie, il avait contracté des habitudes fâcheuses, et, « l'on a dit que sa fin
fut hâtée par l'abus des liqueurs fortes. »

Mais n'est-ce pas là de la calomnie ? Sa fille nous parle bien de promenades et de
petites parties de campagne faites de temps en temps dans un *cabaret* de Saint-Mandé ;
mais ces parties se faisaient en famille, car Mme Mennessier-Nodier nous dit que, les
jours de beau temps, on voyait son père, « sur la route de Paris à Vincennes, accablé
et marchant lentement, accompagné des siens, accablés comme lui. Ils se dirigeaient
vers un méchant cabaret de Saint-Mandé que Nodier avait pris en affection, et où il
se régalait de pain bis et de fourchettes d'étain. »

Faite dans de pareilles conditions, la fréquentation des cabarets n'était pas, il faut
l'avouer, bien dangereuse.

Vers la fin de décembre, « sa santé déclina de plus en plus. La veille de Noël était
un dimanche, son salon s'ouvrit pour la dernière fois : cette soirée, cependant, fut
fort gaie, lui seul avait des pressentiments. Quittant une table d'écarté où il venait
de gagner M. R***, l'un de ses plus anciens amis : N'ayez pas de regret, lui dit-il en
souriant, ce sont les derniers vingt sous que je vous gagnerai.

« Trois jours après il se mit au lit et ne se releva pas. Il fut bientôt à l'extrémité,
et durant ces jours d'angoisses où la lucidité de son esprit ne s'obscurcit pas un seul
instant, il employa toute son adresse à tromper sa famille sur la gravité de son état.
Cette héroïque dissimulation, il eut le courage de la soutenir pendant près d'un mois ;
il n'en trahit le secret qu'une heure avant d'expirer, lorsque voyant autour de lui sa
femme et sa nièce en pleurs, il murmura tristement : « Vous souffriez donc aussi...
vous ! »

Francis Wey qui visita souvent Charles Nodier dans sa suprême maladie, et assista
à ses derniers moments, a donné, entre autres renseignements, celui-ci relatif à la
Carpomancie et qui se rapporte par conséquent un peu à notre sujet : « Le jour des
Rois, comme je me trouvais près de son lit, avec Dauzats qu'il aimait tendrement,
il nous cita des vers latins sur la *Carpomancie*, en nous contant que leur auteur (de
qui le nom m'échappe, et dont il nous désigna la plus rare édition), en observant sur
lui-même ce symptôme, les avait dictés la veille de sa mort, à son fils placé près du
lit paternel, comme nous l'étions au pied du sien — Je vous dis cette histoire, ajouta-
t-il, et mes dernières fantaisies, parce que je vous ai beaucoup aimés, que vous êtes
encore jeunes, que vous garderez et ferez vivre mon souvenir.

Puis Francis Wey continue : Attendri lui-même, il laissa tomber quelques larmes
sur ses joues amaigries. Un moment après, il embrassa sa fille, et pleura de
nouveau ; c'est ce jour-là qu'il renonça aux dernières espérances, et qu'il prit son
parti de mourir ; car depuis lors, il ne pleura plus et ne fit aucune allusion à sa fin
prochaine. — J'insiste sur les détails qui accompagnèrent ce moment suprême ; ils

---

(1) Voir le *Supplément* de la *Biographie Universelle*. T-75, p. 431.

couronnèrent trop dignement sa vie, et offrirent de trop nobles exemples, pour qu'on puisse les passer sous silence.

« Bien que sa parole eût conservé toute son éloquente facilité, il ne sacrifia point au vain orgueil de marquer par ces mots ambitieux que recherchent parfois, près d'expirer, les personnages illustres ; sa fin fut simple, digne et vraie comme son cœur ; son courage fut modeste comme sa vie. Le jour où il reçut les derniers sacrements qu'il avait demandés, il répondit avec fermeté aux paroles du prêtre ; puis après nous avoir embrassés tous, et rassurés sur son état, il dormit cinq heures du sommeil le plus paisible. »

Mais reprenons la relation de Mme Mennessier-Nodier : « Mon cœur n'a pas oublié les noms de ceux qui assistèrent avec ma mère, mon mari, mes enfants et moi, à cette auguste et navrante cérémonie. C'étaient Madame Victor Hugo, Madame Vieillard, M. Francis Wey et M. Edouard Grenier.....

« Une nuit sans trouble et presque exempte de souffrances succéda à cette journée émue. Le matin, j'arrivais au chevet de mon père en lui apportant une tasse remplie de la potion ordonnée :

» — Bon ! me dit-il, te voilà comme de Vigny. Il a passé la nuit dans ce fauteuil à me tourmenter pour me faire boire vos drogues.

« Je demeurai atterrée. C'était la première fois que la lucidité de son esprit lui faisait défaut. Peu d'instants après, ce cerveau si correct et d'un équilibre si sûr, se raffermit ; mais il s'était peut-être rendu compte de son hésitation d'un moment, et, dans la crainte que la mémoire ou le raisonnement ne vinssent à l'abandonner de nouveau, il dicta une note précise de l'état de ses affaires. Et quelles affaires ! Le compte exact, à un centime près, de quelques dettes insignifiantes contractées chez ses relieurs et son marchand de vieux livres.

Le vendredi soir, le docteur Sevestre, désolé, car il était affectionné et dévoué à Charles Nodier comme le furent sans exception tous ceux auxquels il a été donné d'approcher de lui, avertit mon mari qu'il pensait que cette nuit funeste serait la dernière. Depuis deux jours, cependant, bercée par cette chimère que la Providence maternelle envoie aux malheureux, ma mère s'était reprise à espérer. Nous cherchâmes à l'éloigner en lui laissant croire qu'effectivement la situation était meilleure, et elle consentit à se jeter sur un matelas étendu dans le salon, après que nous lui eûmes promis, Madame Vieillard et moi, de l'appeler à la moindre alarme. Après notre rentrée dans la chambre de mon père, il eut quelques heures tranquilles ; mais, depuis le moment où il prononça, dans une sorte de demi-sommeil, agité par la fièvre, les paroles que voici : « Messieurs, ce sont d'éminents artistes qui demandent toute considération, » il ne se reposa plus et parla sans cesse. »

« Des mots sans suite, ajoute Francis Wey, des idées rompues dont on ne pouvait suivre le fil, et parmi lesquelles on ne peut signaler que celles ci, sans pouvoir dire à qui elles s'adressaient : — Lisez souvent Tacite... et Fénelon... pour donner plus d'assurance à votre style.

Bientôt il fut secoué par une crise violente et douloureuse, à la suite de laquelle il reconnut sa fille qui lui présentait à boire. Comme il but avec avidité, cette dernière lui dit : — Tu as trouvé cela bon ?

— Oui, répondit-il avec un regard d'une douceur ineffable ; oui, comme tout ce qui vient de toi.

Elle appuya son visage sur le chevet du mourant pour cacher son émotion.

— Ah ! s'écria-t-il, si tu restais toujours ainsi, je ne mourrais jamais !

Hélas ! il n'avait plus deux heures à vivre.

Un moment après, il bénit ses petits-enfants, sa femme qui l'assista si noblement dans ces heures difficiles, et il s'informa (sollicitude extraordinaire dans un moment pareil) si toute la famille était en bonne santé. Déjà le froid mortel avait envahi son corps dont la vie s'était retirée ; mais plus la matière s'anéantissait, plus revenait la limpidité de l'esprit. Après avoir pris soin de charger son gendre de remercier toutes ses connaissances pour les sympathies qu'on lui avait témoignées, pour l'empressement avec lequel ses amis n'avaient cessé d'affluer à toute heure dans sa maison pendant sa maladie, Charles Nodier s'informa du quantième du mois — Le 27 janvier, répéta-t-il après sa femme ; vous vous souviendrez de cette date...

Il demanda l'heure, et manifesta le désir de voir renaître encore une fois le jour. Alors il engagea ses enfants à prier avec lui, ce qu'ils firent, agenouillés devant son lit. Peu de minutes après, s'adressant à son gendre : — Mon pauvre Jules, s'écria-t-il, je ne croyais pas que cela fût si malaisé....

Après avoir éloigné de son lit ceux qui l'entouraient, en murmurant : — Votre vue me fait du mal... Il s'assoupit sur-le-champ ; son souffle devint intermittent et rare : et au moment où le soleil levant frappa les vitres, Charles Nodier cessa de respirer ».

Du médecin au malade, il n'y a pas loin, voilà pourquoi nous avons cru devoir compléter notre portrait de Nodier médecin en montrant ce qu'avait été Nodier malade.

Et cependant, malgré tous les détails que nous avons recueillis et fondus ensemble, sur la dernière maladie de Charles Nodier, il nous serait difficile de faire un diagnostic rétrospectif sur la nature du mal qui a emporté le charmant et brillant écrivain.

Dans sa galerie des *Hommes illustres* par un *Homme de rien*, Louis de Loménie nous dit simplement : « Vers la fin de décembre 1843, une prostration de forces qui, sans être accompagnée d'aucune maladie, le minait depuis quelques années, se prononça d'une manière effrayante et le força de se mettre au lit ; il ne se releva plus. »

On voit que ce renseignement complémentaire n'est pas fait pour élucider le problème. Et nous en sommes réduits à dire que Nodier succomba à une affection qui ne fut pas bien caractérisée et que l'on pourrait rattacher peut-être à ce que nous appelons aujourd'hui de la neurasthénie.

CONCLUSION

Charles Nodier a écrit ces lignes : « Gustave de Rosander vécut longtemps. Il fut savant, c'est peu de chose ; il fut célèbre, ce n'est rien ; il fut tranquille, parce que les goûts simples donnent la paix du cœur ; il fut fort, parce que l'amour de la nature est un acheminement à la vertu ; il fut heureux, parce que le calme de l'esprit et la bienveillance de l'âme composent le seul vrai bonheur de l'homme. »

Nous trouvons avec Francis Wey que Nodier semble avoir voulu tracer ici son portrait ; et nous voudrions laisser nos lecteurs sous cette impression.

Si Charles Nodier n'a eu aucun titre officiel, ni comme naturaliste, ni comme médecin, nous croyons avoir démontré qu'il possédait de vastes connaissances scientifiques. En maintes occasions, non seulement il a abordé en homme instruit bien des questions de l'ordre biologique, mais il a su les traiter souvent avec originalité et un esprit plein de clairvoyance et de rectitude, et toujours aussi avec une grande largeur de vues.

S'il n'était pas vraiment médecin, Charles Nodier était donc bien digne de l'être ou de le devenir.

Imprimerie du *Centre Médical.* — HERBIN, à Montluçon.